中国皮肤科手术与操作分级专家共识

《中国皮肤科手术与操作分级专家共识》编写组　编

U0254966

中国协和医科大学出版社

北　京

图书在版编目（CIP）数据

中国皮肤科手术与操作分级专家共识 / 中国皮肤科手术与操作分级专家共识编写组编. —北京：中国协和医科大学出版社，2024.2

ISBN 978－7－5679－2327－0

Ⅰ. ①中… Ⅱ. ①中… Ⅲ. ①皮肤病－外科手术 Ⅳ. ①R751.05

中国国家版本馆CIP数据核字（2023）第230629号

中国皮肤科手术与操作分级专家共识

编　　者：	《中国皮肤科手术与操作分级专家共识》编写组
责任编辑：	沈冰冰
封面设计：	邱晓俐
责任校对：	张　麓
责任印制：	张　岱

出版发行：中国协和医科大学出版社
　　　　　（北京市东城区东单三条9号　邮编100730　电话010-65260431）
网　　址：www.pumcp.com
经　　销：新华书店总店北京发行所
印　　刷：北京天恒嘉业印刷有限公司

开　　本：710mm×1000mm　　　1/16
印　　张：5
字　　数：40千字
版　　次：2024年2月第1版
印　　次：2024年2月第1次印刷
定　　价：40.00元

ISBN 978-7-5679-2327-0

《中国皮肤科手术与操作分级专家共识》编写组

主要执笔人

王　焱　中国医学科学院皮肤病医院皮肤外科

姚春丽　吉林大学第二医院皮肤科

何仁亮　南方医科大学皮肤病医院皮肤外科

主　审

李　航　国家皮肤与免疫疾病临床医学研究中心　北京大学第一
医院皮肤科

方　方　中国医学科学院皮肤病医院皮肤外科

陈　翔　中南大学湘雅医学院

编　　者（按姓氏笔画排序）

万苗坚　中山大学附属第三医院皮肤外科

万学峰　新疆医科大学第一附属医院皮肤科

王　焱　中国医学科学院皮肤病医院皮肤外科

王大光　江苏省人民医院皮肤科

王红蕾　山东第一医科大学附属皮肤病医院皮肤外科

方　方　中国医学科学院皮肤病医院皮肤外科

艾　勇　江西省皮肤病专科医院皮肤外科

汤　谫　昆明医科大学第一附属医院皮肤外科

汤依晨　上海市皮肤病医院皮肤外科

许雪珠　大连医科大学第二附属医院皮肤外科

李　航　国家皮肤与免疫疾病临床医学研究中心　北京大学第一
　　　　医院皮肤科

吴文育　复旦大学附属华山医院皮肤科

何仁亮　南方医科大学皮肤病医院皮肤外科

张　良　武汉市第一医院皮肤科

陈　翔　中南大学湘雅医学院

陈办成　北京大学深圳医院皮肤科

陈晓栋　南通大学附属医院皮肤科

赵　爽　中南大学湘雅医院皮肤病医院

姚春丽　吉林大学第二医院皮肤科

康　旭　广东省中医院皮肤科

彭建中　杭州市第三人民医院皮肤外科

发起共识的学术组织

中华医学会皮肤性病学分会

中国麻风防治协会皮肤外科与美容分会

国家皮肤与免疫疾病临床医学研究中心

中国医师协会皮肤科医师分会皮肤外科亚专业委员会

中国中西医结合学会皮肤性病学专业委员会皮肤外科学组

中国初级卫生保健基金会皮肤外科与肿瘤专委会

中国中医药信息学会中西医结合皮肤病学专委会美容外科学组

中国康复医学会皮肤病康复专委会麻风感染康复学组、瘢痕康复
　　学组

序 一

我国皮肤外科源自麻风康复外科、损容性皮肤病的外科治疗、皮肤美容外科，起源于20世纪20年代的麻风畸残康复外科。随着新中国成立后全国消灭麻风工作的推进，麻风矫形手术在全国范围的皮肤病和麻风病医院广泛开展，同时大量的手术技术开始运用于皮肤病的治疗，从而形成了早期的皮肤外科。如在20世纪40～50年代，上海中医学院附属岳阳医院皮肤科石光海教授发明多锋刀治疗酒渣鼻鼻赘；70年代第二军医大学附属长海医院王高崧教授发明的腋臭手术器械治疗腋臭，等等。这些以手术为主的治疗和康复手段逐渐成为皮肤疾病的重要治疗方法。

近20年来，我国皮肤外科临床工作取得了长足的发展，主要表现在传统难治性皮肤病的手术治疗、皮肤肿瘤的手术诊治、皮肤美容外科，手术适应证不断拓展，疗效和患者满意度不断提升。最近10年，随着我国医疗改革的不断推进，以及"人人享有基本医疗保障"的推行，人们对生活质量的要求也越来越高。皮肤外科在这样的历史背景下得到了迅速发展，全国各地皮肤科医生积极开展皮肤外科手术和相关治疗，并引进了大量国外的新技术。从业人员之中除传统皮肤外科医生以外，还有外科专科背景的其他临床医生也纷纷加入了皮肤外科的队伍中，开展了十分有意义的临床工作，有力提升了皮肤疾病治疗与皮肤美容的水平。

2014年，中国医师协会皮肤科医师分会皮肤外科亚专业委员会曾组织全国部分皮肤外科专家制定了《中国皮肤外科学科体系及规范建设专家共识》。该共识初步对皮肤外科施治范围进行了确认，并对皮肤外科治疗技术进行分级。该分级依据难易程度对皮肤外科手术进行了大致分级，而没有像其他外科专科那样，针对具体手术和治疗操作进行明确分级。因此，在全国大力发展皮肤手术及操作时，目前尚缺乏系统介绍皮肤科手术、相关操作内容及其分级的文件，皮肤科手术及操作也亟待加强管理，以促进规范健康发展。

为此，中国医学科学院皮肤病医院皮肤外科与南方医科大学皮肤病医院皮肤外科召集全国核心的皮肤外科学术组织的近20位具有丰富临床经验的皮肤外科资深专家，组织编写了《中国皮肤科手术与操作分级专家共识》。此共识的问世，有利于社会各界正确认识皮肤科手术及操作进行分级管理的重要性与必要性。相信此共识必将丰富皮肤病治疗学的内容，提升皮肤科在临床医学中的地位，为皮肤病患者、皮肤求美者提供规范的手术及操作指导，同时也为管理部门作出的决策提供必要的依据。故而欣然为之作序并极力推荐此共识！

中国医学科学院皮肤病医院执行院所长

中国医学科学院学部委员

中华医学会皮肤性病学分会主任委员

序 二

皮肤科手术及操作是皮肤科治疗学的重要内容，也是治疗皮肤疾病及皮肤问题的有力手段。随着医疗技术的不断发展与进步，皮肤手术的范畴和难度也在逐步扩大和提升。本共识从简单的皮肤活检术到复杂的皮肤移植和整形手术，全面涵盖了皮肤科手术的各个领域。其制定和实施对于提高医疗质量、保障患者安全以及优化医院管理具有重要意义。

首先，《中国皮肤科手术与操作分级专家共识》有利于规范和指导皮肤科手术的临床实践。通过明确各级手术及操作目录，有助于医生把握手术的难度和风险，有针对性地规避执业风险。

其次，该共识的制定对于医院管理具有积极作用。皮肤科手术也将和其他外科手术一样，通过标准的分级进行医疗质量管理。

再次，根据该共识中所列手术和操作，可以更好地评估医生的业务能力和水平，为人力资源配置和绩效考核提供依据。同时也可以为医生提供业务指导，促进他们提升业务水平。

此外，该共识中的分级还有助于医院优化医疗资源的配置，提高医疗效率，加强医疗安全管理等。

该共识的制定和实施需要多方面的支持和参与。我们积极倡导共识中的分级理念，并在政策、资源等方面给予全方位的支持。同时，我们也呼吁广大皮肤科医生积极参与共识的制定与实施，共同为提升皮肤科手术与操作的质量和效率贡献力量。

皮肤科手术及操作分级的制定和实施不仅关系到皮肤科医生，而且对临床外科系统具有重要意义。我们将继续关注分级标准的制定和实施工作，努力推动皮肤科治疗技术的发展和进步，为广大患者提供更加优质的医疗服务。我们相信，在全体皮肤科医生的共同努力下，皮肤科手术与操作工作将为"健康中国"伟大事业作出有益的贡献。

山东第一医科大学副校长
山东第一医科大学附属皮肤病医院院长
中国麻风防治协会会长

序 三

我国的皮肤外科近20年来取得快速发展，主要表现在损容性皮肤病的手术治疗、皮肤肿瘤的手术诊治、皮肤美容外科，手术适应证不断拓展，疗效不断提升。在这样的背景下，全国各地皮肤科医生不断引进并钻研新的手术及操作技术。有外科专科背景的临床医生也纷纷加入到皮肤外科的队伍中，开展了十分有意义的临床工作，有力提升了皮肤病治疗与皮肤美容的水平。

但在皮肤手术及操作技术迎来大发展时，国内尚缺乏系统介绍皮肤科手术、操作内容及其分级的文件依据，皮肤科手术及操作水平亟待加强管理，以促进规范健康发展。为此，中国医学科学院皮肤病医院皮肤外科与南方医科大学皮肤病医院皮肤外科召集全国多家核心的皮肤外科学术组织的20余位皮肤外科资深专家组织编写了这本《中国皮肤科手术与操作分级专家共识》。

该共识极具操作性，从简单的皮肤活检术到复杂的皮肤移植和成形修复手术，涵盖了皮肤科手术的各个领域，并明确了皮肤科手术及操作的分级。该共识的制定和实施对于规范和指导临床实践、提高医疗质量、保障患者安全，规范皮肤科医生继续培训和再教育，以及优化医院管理具有重要意义。

南方医科大学皮肤病医院院长
国家药监局化妆品安全性评价重点实验室副主任
中国医师协会皮肤科医师分会副会长
广东省医学会皮肤性病学分会主任委员

前　言

　　皮肤外科学是皮肤病与性病学领域中的重要组成部分。近20年来，在各级领导和同道的积极支持下，我国皮肤科手术治疗得到了广泛开展，并取得了显著成就，这对于提升皮肤学科的治疗水平起到了至关重要的作用。目前，皮肤科临床手术已基本覆盖市级及市级以上医疗机构，甚至在我国东部地区，部分县乡级医院和个体民营医院（诊所）也已开展皮肤科手术治疗，从而构建了完整的皮肤科手术治疗体系——皮肤外科学。为此，中国医师协会在2019年8月发布的《专科医师规范化培训专科目录（2019年版）》中明确将皮肤外科学作为皮肤病与性病学的亚专科（三级学科）进行规定。

　　然而，目前的皮肤外科手术分级主要参照其他相关专科的标准，未能充分涵盖诸如皮肤肿瘤的Mohs显微外科治疗等皮肤科特有的手术技术，这与我们的专业现状和未来发展不相适应，也不利于学科的建设和管理。因此，临床迫切需要建立适用于皮肤科的手术分级标准，以准确指导临床工作。为此，国内多家皮肤外科学术组织的专家们共同制定了《中国皮肤科手术与操作分级专家共识》（以下简称《共识》）。该《共识》的目的在于明确外科治疗是临床二级学科——皮肤病与性病学治疗的重要手段之一，涉及人体皮肤系统的各种手术及操作，根据难易程度被分为4个级别。医疗机构可以根据申请者的实际手术操作能力对其进行相应的分级授权。

《共识》以《手术操作分类代码国家临床版3.0》为基础，精选了与皮肤体被系统相关的手术与操作项目。全国来自13个省市自治区的20位知名皮肤外科专家对操作的难易程度和风险情况进行了综合考虑，合理地将它们分为不同的级别。其中，微创治疗操作有21项；一级手术有28项，二级手术有144项，三级手术有131项，四级手术有33项。同时，鉴于皮肤科手术的特殊性，《共识》还包含了5项未编码的操作名称和19项未编码的手术名称（其中治疗操作5项、一级手术2项、二级手术7项、三级手术5项、四级手术5项）。值得注意的是，《共识》中的四级手术与其他二级学科的手术技术水平基本相当。为了提高实用性，《共识》在制定过程中参考了全国多个省市有关皮肤科手术及操作的行政文件。然而，由于时间有限，《共识》尚未涵盖皮肤科外科治疗中常用的激光外科、电外科、冷冻外科等内容，这些将会在《共识》的第2版中纳入，同时还会新增更多的皮肤科手术术式。

除了详细列出皮肤科手术与操作的分级目录，《共识》还对国内外皮肤外科的发展历程进行了简要回顾。我国在20世纪就开展许多皮肤外科手术项目，并且这些项目一直延续至今。例如，早在20世纪初开展的麻风康复手术，20世纪中叶涌现了酒渣鼻鼻赘手术、白癜风手术、小切口腋臭手术等。国外则有皮肤肿瘤Mohs手术、毛发移植术、肉毒毒素注射技术、美容激光技术等。

《共识》的制定工作始于何仁亮教授的积极倡导，由王焱教授、姚春丽教授牵头，组织专家们收集、研究全国范围内关于皮肤科手术的文件、规章制度和文献等资料，并广泛征求行政部门、皮肤科及外科领域各专家的意见。《共识》的制定过程包括了5次专家会议，同时还邀请出版社的编辑提供专业意见与指导。历时两年多的努力，我们完成了《共识》的编写工作。陆前进教授、张福仁教授、杨斌教授对《共识》给予了大力支持，并纷纷为其撰写序言；李航教授、方方教授、陈翔教授共同审阅了《共识》，提出了十分有益的修改意见；中华医学会皮肤性病学分会、中国麻风防治协会、中国医师协会皮肤科医师分会、国家皮肤与免疫性疾病临床医学研究中心、中国中西医结合学会皮肤性病学专业委员会、中国初级卫生保健基金会皮肤外科与肿瘤专委会等皮肤科学术组织也积极支持了《共识》的制定。在《共识》制定过程中，我们还得到了广大皮肤科同仁的关注、支持和鼓励，可以说《共识》的制定是众多皮肤科同仁集体智慧和付出的结晶。该《共识》丰富了我国皮肤科外科治疗（皮肤外科）学科体系的内涵，为促进我国皮肤科外科工作的高质量发展打下了扎实的基础，为皮肤体被系统确定手术范围、技术难度以及风险评估等提供明确参考，并为相关专科医师的临床实践提供分级指导，也为各级管理部门的决策提供依据。

王　焱　姚春丽　何仁亮

2023 年 7 月大暑

目　录

第一部分
皮肤外科的发展概况

皮肤外科是皮肤性病学的亚专业，是采用有创和微创的手段诊治皮肤病或实现皮肤美容的一门学科。皮肤外科是随着人们对皮肤与皮肤疾病认识的不断深入，以及对外科技术、光电技术等现代先进技术的掌握运用而逐渐发展起来的。

西方国家的皮肤外科发展简史

19世纪70年代，欧美皮肤科医生开始使用刮匙治疗银屑病、湿疹、扁平湿疣等皮肤病，并使用皮肤环钻技术切除小面积皮损。20世纪初前后，皮肤科医生采用水杨酸、三氯醋酸、石炭酸等治疗面部瘢痕、消除皱纹，开启了化学剥脱术的应用；White和Whitehouse分别首创了冷冻液治疗皮肤恶性肿瘤；Kromeyer首创使用机械传动的皮肤磨削术；Mackee报道了有关皮肤组织的电灼疗法。20世纪30年代，Mohs开创了治疗皮肤恶性肿瘤的独特技术，即Mohs显微描记外科技术，可使皮肤恶性肿瘤达到较高的治愈率。20世纪中叶，Orentreich提出了"供区优势学说"，毛发移植术因此在皮肤科得到广泛开展；由Orentreich首创的微滴硅胶技术被广泛用于皮肤填充来纠正皮肤缺陷；Goldman首先将激光应用于人类皮肤治疗，开启了激光外科的先河；在此时期，皮肤科医生对于睑成形术和除皱术也作出了许多贡献。20世纪80年代，Zitelli开展了游离皮瓣修复皮肤缺损的新技术，Klein开展了肿胀吸脂术，Fournier介绍了运用自体微粒脂肪移植注射填充软组织缺损。此外，皮肤科医生在治疗面部皱纹中首先使用肉毒毒素，同时也用肉毒毒素治疗手足及腋下多汗症。

1967年美国化学外科学院（美国Mohs显微描记外科和皮肤肿瘤学院的前身）成立，1970年美国皮肤外科协会（ASDS）成立，1975年Perry Robins和Popkin创刊《皮肤外科和肿瘤学杂志》[1992年更名为《皮肤外科学杂志》（*Journal of Dermatologic Surgery*）]。这些都标志着皮肤外科学科在美国的建立。1978年，经过多个国家同道的共同努力，国际皮肤外科协会（ISDS）在美国成立。次年，第一届国际皮肤外科学术会议在葡萄牙里斯本召开，此后一直延续至今。近10年来，中国皮肤外科医生经常出席ISDS年会并在会上发言。

我国的皮肤外科发展简史

我国的皮肤外科源自麻风康复科、损害性皮肤病的外科治疗、皮肤美容外科，其临床工作起步基本与国外同步，但作为一个学科的建立则迟于国外。

20世纪20年代，我国麻风病防治工作者就开始针对麻风患者，以及存在严重四肢、面部畸形及残疾的麻风治愈者康复治疗，进行垂足矫治、尺神经移位及足底溃疡的防治工作。著名麻风病防治专家马海德顾问带领并大力推动中国医学科学院皮肤病研究所麻风病研究室开展矫治麻风畸残的外科工作，主要包括麻风患者面部及手部畸形的成形外科手术。

20世纪40～50年代，上海中医药大学附属岳阳医院皮肤科石光海教授开始将外科手术治疗应用于多种皮肤病及外科美容，如酒渣鼻划痕术等。在20世纪60～70年代，石光海教授在原来手术的基础上进一步采用削去大部分肿块后继续划痕的方法成功治愈巨大鼻赘51例。第二军医大学附属长征医院王高崧教授早在20世纪50年代就开展了皮肤外科手术，采用皮肤磨削术治疗天花、痤疮后遗瘢痕及粉尘文身等数千例皮肤病患者。80年代初，王高崧教授和上海手术器械厂合作研制了皮肤外科专用手术器械，为此后该厂批量生产皮肤美容手术器械包打下了坚实的基础。王高崧教授1993年主编的《实用整容手术学》，内容包括整容手术操作基本原则与技术，头面部软组织、眼、口唇、下颌、外耳、乳房的整复及美容技术的新进展等。20世纪中叶国内其他著名医院的皮肤科也陆续开展了皮肤外科临床工作。

1986年10月6～8日，第二军医大学附属长征医院王高崧、上海曙光医院杨希鏸、北京268医院高日红教授共同筹办了全国首届皮肤外科学术交流会，王高崧教授主持了会议，周鼎耀、张志礼、朱仲刚、石光海等皮肤科界知名教授出席会议，在当时有力地推动了我国皮肤外科的发展，但此项工作未能得到延续，后来此次会议被定为全国医学美学与美容学会成立前的第三次筹备会。

新世纪蓬勃发展的中国皮肤外科

2005年在上海召开的第二届中国皮肤科医师学术年会（CDA）期间组织了"皮肤外科沙龙"（召集人：李航）。2007年中国中西医结合学会皮肤性病学专业委员会成立了皮肤外科学组（组长：方方）。2009年CDA正式成立皮肤外科亚专业委员会（共同主席：李航、方方）。2011年在CDA会议期间召开了首届中日韩皮肤外科峰会（会议主席：朱学骏、李航），随后每两年召开一次。2019年在北京的会议更名为亚洲皮肤外科学术会议（ACDS），同时召开了第五届ACDS和首届中国皮肤外科大会（CCDS）（会议主席：李航、方方）。2021年在南京召开了第二届CCDS（会议名誉主席：李航、方方，主席：王焱）。2023年12月15～17日在广州召开第三届CCDS（会议主席：万苗坚，执行主席：何仁亮、康旭），参会人数达1000余人。

2018年中国麻风防治协会在海口成立皮肤外科与美容分会（主任委员：方方，候任主任委员：李航）。2021年中国中医药信息学会中西医结合皮肤病专业委员会皮肤美容外科学组（组长：方方）成立。中华医学会皮肤性病学分会（CSD）每年的学术年会上也都召开皮肤外科专场学术会议。此外，中华中医药学会等国家级学术组织及各省级学（协）会陆续成立皮肤外科学术组织。这在组织结构上有力推动了我国皮肤外科学科体系的建设、促进学术水平的稳步提高。

2014年12月，李航教授执笔的《中国皮肤外科学科体系及规范建设专家共识》在《中华医学杂志》发表。2019年8月31日，中国医师协会毕业后教育委员会在南京召开了全国专科医师培训工作会议，第一次在国家层面以文件的形式明确皮肤外科是皮肤性病学的两个亚专科之一，完成皮肤病学规培与专培后的医师需要继续完成两年的皮肤外科专科训练才能成为皮肤外科专科医师。这两个文件标志着我国皮肤外科的学科位置、学科内涵、学科体系及其规范建设初步形成。

2015年以来，随着我国医改的深入，皮肤外科的治疗项目包括数十项技术操作，为皮肤科患者及求美者提供更周到细致的医疗服务。随着医改的深入和广大皮肤病患者需求的逐渐提高，进一步促进了皮肤外科的飞速发展。

目前，全国各大医院皮肤科纷纷开设了皮肤外科专业或皮肤外科小组，专业的皮肤外科医师估计在2000人左右。皮肤外科开展的主要手术（操作）项目有Mohs手术、皮瓣与显微外科、皮片与微粒皮移植、前哨淋巴结活检与皮肤黑色素瘤规范治疗、甲外科治疗、毛发移植、吸脂术、化学剥脱、光动力治疗、注射外科治疗（肉毒毒素注射、填充、硬化治疗、瘢痕注射）、线雕技术。目前，皮肤外科的主要手术适应证包括皮肤恶性肿瘤、皮肤良性肿瘤（含血管瘤）、瘢痕、瘢痕疙瘩、色素痣、先天性皮肤色素性疾病（胎记）、人乳头瘤病毒（HPV）感染疣、腋臭、白癜风、酒渣鼻、毛囊闭锁三联症（反常型痤疮）、皮肤软组织损伤后创面、面部年轻化（眼鼻及颜面皱纹）、雄激素脱发、甲单元感染畸形与病变、皮肤凹陷畸形、私密整形等。多家医疗单位皮肤外科临床工作蓬勃发展，目前全国皮肤外科年手术量超过1万例或住院治疗患者超过500例的皮肤外科有10余家。皮肤外科医生结合临床工作积极开展基础及应用研究，聚焦于黑色素瘤、非黑色素瘤皮肤癌、损容性皮肤病的发病机制研究、临床诊治方法的改进优化研究，建立病例资料医疗数据库及生物样本库，获得国家自然科学基金等多项科研基金、国家专利并发表高质量的原创性研究文章。

随着社会经济的发展，人民对美好生活的追求与向往，皮肤科事业得到长足发展，皮肤外科在其中起到了积极的推动作用。特别是10余年来，随着激光、光动力等新技术的广泛应用，皮肤外科成为皮肤科最具生命力的亚学科，已具备相当的规模与实力。随着大数据和人工智能时代的到来，我国皮肤外科今后的发展将进一步针对皮肤病治疗的难点，综合运用外科技术、现代先进技术与设备，实现个性化诊疗；整合医疗大数据开展队列研究，探索皮肤肿瘤与损容性疾病的机制与疗效。相信在全国同道的共同努力下，未来我国皮肤外科事业一定会创造出丰硕成果，造福广大的皮肤病患者与求美者，为伟大的"健康中国行动"贡献力量。

（王　焱　姚春丽　何仁亮）

参考文献

［1］中国医师协会皮肤科分会皮肤外科亚专业委员会. 中国皮肤外科学科体系及规范建设专家共识［J］. 中华医学杂志，2014，94（44）：3463-3466.

［2］陈晓栋. 皮肤外科学的历史与现状［A］//方方，张国成. 协和皮肤外科学. 北京：中国协和医科大学出版社，2007：3-4.

［3］COLEMAN W P 3nd, HANKE C W, ORENTREICH N, et al. A history of dermatologic surgery in the United States［J］. Dermatol Surg, 2000, 26: 5-11.

［4］王焱，张国成. 美国皮肤外科学历史［J］. 国外医学皮肤性病学分册，

2002，28（1）：52-54.

［5］张慧敏. 师恩重如山——追思和缅怀石光海教授［A］//周华，马俊坚. 百年记忆（上海中医药大学附属曙光医院历史文化图录）. 上海：上海辞书出版社，2016：433-445.

［6］王焱，陈晓栋，方方，等. 中国的皮肤外科事业正在崛起［J］. 皮肤科时讯，2005，12：28-29.

［7］SHIELL R C. Modern hair restoration surgery［J］. Clin Dermatol，2001，19（2）：179-187.

［8］BRODLAND D G，AMONETTE R，HANKE C W，et al. The history and evolution of Mohs micrographic surgery［J］. Dermatol Surg，2000，26（4）：303-307.

第二部分
皮肤科手术及操作分级

表1　皮肤科手术及操作分级

序号	国家临床版3.0编码	手术名称	分级
1	86.3x09	皮肤病损冷冻治疗	微创治疗操作
2	99.8500x001	微波治疗	微创治疗操作
3	86.3x10x072	皮肤病损微波治疗	微创治疗操作
4	86.2400	皮肤化学外科治疗	微创治疗操作
5	86.3x12	皮肤病损激光治疗	微创治疗操作
6	86.3x11	皮肤病损电灼治疗	微创治疗操作
7	61.3x01	阴囊病损电灼术	微创治疗操作
8	99.8801	光动力治疗*	微创治疗操作
9		皮肤恶性肿瘤光动力治疗*	微创治疗操作
10		皮肤恶性肿瘤边界光动力辅助诊断*	微创治疗操作
11		瘢痕内注射治疗*	微创治疗操作
12		皮损内注射*	微创治疗操作
13	99.2905	血管瘤平阳霉素注射	微创治疗操作
14	99.2904	血管瘤硬化剂注射	微创治疗操作

续　表

序号	国家临床版3.0编码	手术名称	分级
15	99.2300	类固醇注射	微创治疗操作
16	40.9x00x016	淋巴管瘤注射术	微创治疗操作
17	99.1600x003	肉毒毒素注射	微创治疗操作
18	99.0400x001	成分血细胞输注	微创治疗操作
19		小针刀及其他微创的物理治疗*	微创治疗操作
20	99.2900x006	玻尿酸注射	微创治疗操作
21	99.2906	颞部充填术（透明质酸钠注射）	微创治疗操作
		（1）头面部：	
22	86.5902	头皮缝合术	一级手术
23	98.2201	非切开头皮异物去除（治疗）	一级手术
24	86.0101	帽状腱膜下血肿穿刺吸引术（治疗）	一级手术
25	08.1100	眼睑活组织检查	一级手术
26	08.2500	眼睑病损破坏术	一级手术
27	08.0902	眼睑切开引流术	一级手术
28	18.1200	外耳活组织检查	一级手术

序号	国家临床版3.0编码	手术名称	分级
29	18.2900x016	耳廓皮肤和皮下坏死组织切除清创术	一级手术
30	18.0901	耳前切开引流术	一级手术
31	18.0902	耳廓切开引流术	一级手术
32	18.0900x002	耳后切开引流术	一级手术
33	18.0100	耳垂造孔	一级手术
		（2）阴部：	
34	64.1100	阴茎活组织检查	一级手术
35	61.1101	阴囊活组织检查	一级手术
36	71.1100	外阴活组织检查	一级手术
		（3）其他：	
37	86.5900x006	皮肤缝合术	一级手术
38	86.1100	皮肤和皮下组织的活组织检查	一级手术
39	86.0401	创面封闭式负压引流术	一级手术
40	86.0100	皮肤和皮下组织抽吸术	一级手术
41	86.0900x010	皮肤和皮下组织切开减压术	一级手术
42	86.0900x002	皮肤和皮下组织切开探查术	一级手术
43	86.0400x011	皮肤和皮下组织切开引流术	一级手术

续　表

序号	国家临床版3.0编码	手术名称	分级
44	86.2800x012	皮肤和皮下组织非切除性清创	一级手术
45	86.2201	皮肤伤口切除性清创术	一级手术
46	86.0502	皮肤和皮下组织异物切开取出术	一级手术
47	86.9100x002	皮片取皮术	一级手术
48		环钻治疗*	一级手术
49		环钻皮肤活检术*	一级手术
		（1）头面颈部：	
50		面部清创美容缝合术*	二级手术
51	86.6400x002	毛发种植术	二级手术
52	86.6400x003	毛囊种植术	二级手术
53	86.6400	毛发移植	二级手术
54	86.5100	头皮再植术	二级手术
55	86.9303	头皮扩张器植入术	二级手术
56	27.9900x005	面部病损切除术	二级手术
57	86.8300x037	面部吸脂术	二级手术
58	86.7407	颌面局部皮瓣转移术	二级手术
59	08.2001	眉部病损切除术	二级手术

序号	国家临床版3.0编码	手术名称	分级
60	08.8903	眉修补术	二级手术
61	08.8900x005	重建眉修整术	二级手术
62	08.2000	去除眼睑病损	二级手术
63	08.0903	眼睑粘连松解术	二级手术
64	08.2000x006	眼睑病损切除术	二级手术
65	08.5901	内眦赘皮修补术	二级手术
66	08.8901	外眦皱纹切除术	二级手术
67	08.8700	上眼睑皱纹切除术	二级手术
68	08.8600	下眼睑皱纹切除术	二级手术
69	08.8600x002	眼袋切除术	二级手术
70	08.2002	睑板腺切除术	二级手术
71	18.2901	外耳病损切除术	二级手术
72	18.2100	耳前窦道切除术	二级手术
73	18.2100x006	耳前瘘管切除术	二级手术
74	18.2101	耳前病损切除术	二级手术
75	20.5100x002	耳后病损切除术	二级手术
76	18.3900x005	耳廓部分切除术	二级手术

续　表

序号	国家临床版3.0编码	手术名称	分级
77	18.2907	副耳切除术	二级手术
78	21.3201	鼻部皮肤病损切除术	二级手术
79	27.5907	小口开大术	二级手术
80	21.9902	鼻植入物取出术	二级手术
81	27.5913	唇外翻矫正术	二级手术
82	27.5909	唇瘢痕松解术	二级手术
83	27.4301	唇病损切除术	二级手术
84	27.9200x001	唇切开异物去除术	二级手术
85	40.1101	颈淋巴结活组织检查	二级手术
		（2）乳房、躯干：	
86	85.8200	中厚皮片移植至乳房	二级手术
87	85.8300	全层皮片移植至乳房	二级手术
88	85.0x00x002	乳房切开引流术	二级手术
89	85.2100x003	乳房病损切除术	二级手术
90	85.2500	乳头切除术	二级手术
91	85.2401	副乳房切除术	二级手术
92	86.8300x035	腰部吸脂术	二级手术

序号	国家临床版3.0编码	手术名称	分级
93	86.8300x036	背部吸脂术	二级手术
94	86.8302	腹部吸脂术	二级手术
95	86.8303	臀部吸脂术	二级手术
96	86.6904	躯干部植皮术	二级手术
97	86.4x02	躯干皮肤病损根治性切除术	二级手术
98	86.9306	躯干皮肤扩张器植入术	二级手术
99	40.1102	锁骨上淋巴结活组织检查	二级手术
100	40.1103	腋窝淋巴结活组织检查	二级手术
101	40.1104	腹股沟淋巴结活组织检查	二级手术
102	86.7400x038	腹股沟皮瓣转移术	二级手术
103	86.3x08	汗腺病损切除术	二级手术
104	86.3x10x038	腋下汗腺切除术	二级手术
		（3）四肢：	
105	86.8300x034	上肢吸脂术	二级手术
106	86.8300x033	下肢吸脂术	二级手术
107	86.4x03	肢体皮肤病损根治切除术	二级手术
108	86.9305	肢体皮肤扩张器植入术	二级手术

续 表

序号	国家临床版3.0编码	手术名称	分级
109	86.6905	上肢植皮术	二级手术
110	86.6906	下肢植皮术	二级手术
111	86.7300x003	手带蒂皮瓣移植术	二级手术
112	86.7301	邻指皮瓣术	二级手术
113	86.7302	鱼际皮瓣术	二级手术
114	86.7303	指蹼成形术	二级手术
115	86.8500	并指（趾）矫正术	二级手术
116	86.2602	多余趾切除术	二级手术
117	86.2601	多余指切除术	二级手术
118	86.2300	指（趾）甲、甲床或甲褶去除术	二级手术
119	86.2700	指（趾）甲、指（趾）甲床或指（趾）甲褶清创术	二级手术
120	86.2701	甲床清创术	二级手术
121	86.2300x001	甲床去除术	二级手术
122	86.2300x002	甲根部分去除术	二级手术
123	86.2300x003	甲褶去除术	二级手术
124	86.2300x005	拔甲术	二级手术
125		甲沟重建术*	二级手术

序号	国家临床版3.0编码	手术名称	分级
126		嵌甲挂线治疗*	二级手术
127		嵌甲置管术*	二级手术
128	04.0408	周围神经探查术	二级手术
129	04.0416	肌皮神经探查术	二级手术
130	04.0419	尺神经探查术	二级手术
131	04.0420	桡神经探查术	二级手术
132	38.0300x005	上肢动脉探查术	二级手术
133	38.0800x003	下肢动脉探查术	二级手术
134	38.0900x002	下肢静脉探查术	二级手术
		（4）阴部：	
135	49.0400x009	肛周病损切除术	二级手术
136	49.3905	肛门病损切除术	二级手术
137	61.3x03	阴囊病损切除术	二级手术
138	64.2x01	阴茎病损切除术	二级手术
139	71.3x01	会阴病损切除术	二级手术
140	71.3x04	外阴病损切除术	二级手术
141	64.0x00	包皮环切术	二级手术

续　表

序号	国家临床版3.0编码	手术名称	分级
142	64.9100x003	包皮粘连分离术	二级手术
143	61.3x00x007	阴囊切除术	二级手术
144	61.3x02	阴囊部分切除术	二级手术
145	70.3100	处女膜切除术	二级手术
146	70.1100	处女膜切开术	二级手术
147	71.2100x001	前庭大腺囊肿抽吸术	二级手术
148	71.2200x002	前庭大腺脓肿切开引流术	二级手术
149	71.0900	外阴和会阴的其他切开术	二级手术
150	71.0900x004	外阴血肿清除术	二级手术
（5）其他：			
151	86.3x02	皮肤病损切除术	二级手术
152	86.3x14	皮肤色素痣切除术	二级手术
153	86.9100x001	供体皮肤切除术	二级手术
154	83.3101	腱鞘囊肿切除术	二级手术
155	38.6000x013	血管球瘤切除术	二级手术
156	86.3x15	皮肤及皮下血管瘤切除术	二级手术
157	86.8401	皮肤瘢痕松解术	二级手术

序号	国家临床版3.0编码	手术名称	分级
158	86.3x01	皮肤瘢痕切除术	二级手术
159	86.2500	磨皮术	二级手术
160	86.700x0014	皮瓣转移术	二级手术
161	86.3x16	瘢痕单纯切除，Z字改形修复术	二级手术
162	86.8901	皮肤V-Y缝合术	二级手术
163	86.7101	带蒂皮瓣断蒂术	二级手术
164	86.7503	皮瓣修整术	二级手术
165	86.6701	脱细胞异体真皮植皮术	二级手术
166	86.6601	同种皮片移植术	二级手术
167	86.6000	游离皮肤移植	二级手术
168	40.1105	前哨淋巴结活组织检查	二级手术
169	40.1900	淋巴结构的其他诊断性操作	二级手术
170	86.3x10x067	腔镜下皮下组织病损切除术	二级手术
171	40.1106	内镜淋巴结活组织检查	二级手术
172	86.700x0015	扩张皮瓣转移术	二级手术
173	86.7102	皮管成形术	二级手术
174	86.7400x032	皮下蒂皮瓣移植术	二级手术

续　表

序号	国家临床版3.0编码	手术名称	分级
175	86.7400x033	岛状皮瓣移植术	二级手术
176	86.7400x040	岛状皮瓣转移术	二级手术
177	86.7400x042	游离脂肪瓣移植术	二级手术
178	86.7401	前徙皮瓣移植术	二级手术
179	86.7402	滑动皮瓣移植术	二级手术
180	86.7404	旋转皮瓣移植术	二级手术
181	86.7405	管状皮瓣移植术	二级手术
182	86.7500x011	邻近皮瓣修复术	二级手术
183	86.7500x012	皮瓣探查术	二级手术
184	86.7501	皮瓣清创术	二级手术
185	86.7502	皮瓣去脂术	二级手术
186	86.7503	皮瓣修整术	二级手术
187	86.8301	吸脂术	二级手术
188	86.9301	皮肤扩张器植入术	二级手术
189	86.0503	皮肤组织扩张器取出术	二级手术
190	86.9302	皮肤扩张器调整术	二级手术
191		瘢痕疙瘩核切除术*	二级手术

序号	国家临床版3.0编码	手术名称	分级
192		瘢痕及瘢痕疙瘩环钻术*	二级手术
193		酒渣鼻切削术*	二级手术
		（1）头面颈部：	
194	86.4x01	头、面、颈皮肤病损根治切除术	三级手术
195	86.6301	头面颈全厚皮片移植术	三级手术
196	86.8100	面部松弛修补术	三级手术
197	86.8100x002	面肌悬吊术	三级手术
198	86.8100x003	额肌悬吊术	三级手术
199	86.8100x004	颊肌悬吊术	三级手术
200	86.8100x005	颈肌悬吊术	三级手术
201	86.8100x006	颞肌悬吊术	三级手术
202	86.8200x006	颊部皱纹切除术	三级手术
203	86.8201	面部提升术	三级手术
204	86.8203	骨膜下面部除皱术	三级手术
205	86.8702	颞部脂肪移植充填术	三级手术
206	08.6301	头皮移植法眉再造术	三级手术
207	08.6103	带蒂头皮瓣眉再造术	三级手术

续　表

序号	国家临床版3.0编码	手术名称	分级
208	08.7001	眉重建术	三级手术
209	08.9901	睫毛重建术	三级手术
210	08.2000x003	眉部瘢痕切除术	三级手术
211	08.2000x005	眼睑瘢痕切除术	三级手术
212	08.2400x001	眼睑病损全层切除术	三级手术
213	08.2400	眼睑较大的病损切除术，全层	三级手术
214	08.2300	眼睑较大的病损切除术，板层	三级手术
215	08.3600	上睑下垂修补术，用其他方法	三级手术
216	08.3100	上睑下垂修补术，用额肌法伴缝合术	三级手术
217	08.3700	上睑下垂矫正过度复位术	三级手术
218	08.99	眼睑其他手术	三级手术
219	08.8902	重睑术	三级手术
220	08.4400	睑内翻或睑外翻的修补术伴睑重建术	三级手术
221	08.4902	睑内翻矫正术	三级手术
222	08.4901	睑外翻矫正术	三级手术
223	08.5101	睑裂增大术	三级手术

序号	国家临床版3.0编码	手术名称	分级
224	18.3100	外耳病损根治性切除术	三级手术
225	18.3900x003	耳廓切除术	三级手术
226	18.7900x002	耳垂畸形矫正术	三级手术
227	18.7902	耳廓植皮术	三级手术
228	21.8700x003	鼻唇沟成形术	三级手术
229	21.8700	其他鼻成形术	三级手术
230	21.8603	鼻尖成形术	三级手术
231	21.8702	前鼻孔成形术	三级手术
232	21.8700x005	鼻小柱成形术	三级手术
233	21.8600x004	鼻翼成形术	三级手术
234	21.8500x002	隆鼻伴耳廓软骨移植术	三级手术
235	21.8500x011	隆鼻伴自体脂肪移植术	三级手术
236	21.8501	肋骨移植隆鼻术	三级手术
237	21.8502	硅胶支架植入隆鼻术	三级手术
238	21.8500x004	隆鼻伴人工假体植入术	三级手术
239	21.8900x004	再造鼻修整术	三级手术
240	21.8505	单纯鞍鼻矫治术（隆鼻术）	三级手术

续　表

序号	国家临床版3.0编码	手术名称	分级
241	27.4303	厚唇成形术	三级手术
242	27.5700x005	交叉唇瓣转移术	三级手术
243	27.5500	唇和口的全层皮肤移植	三级手术
244	27.5500x002	唇全厚植皮术	三级手术
245	27.5600x002	唇中厚植皮术	三级手术
246	27.5915	唇缺损修复术	三级手术
247	27.5900x020	颊肌黏膜瓣移植术	三级手术
248	27.5900x017	唇黏膜瓣移植术	三级手术
249	27.5700	唇和口的带蒂皮瓣或皮瓣移植术	三级手术
250	27.5701	唇皮瓣移植术	三级手术
251	27.5900x018	口腔黏膜瓣移植术	三级手术
252	27.5900x019	口腔黏膜游离移植术	三级手术
253	27.5914	巨口矫形术	三级手术
254	76.6802	隆颏术	三级手术
255	86.8900x014	颈部皮肤部分切除整形术	三级手术
256		全颜面皮肤磨削术*	三级手术

（2）乳房及躯干：

序号	国家临床版3.0编码	手术名称	分级
257	85.3200	双侧缩小性乳房成形术	三级手术
258	85.8400	带蒂皮瓣移植至乳房	三级手术
259	85.6x00x001	乳房悬吊术	三级手术
260	85.5200x001	双侧乳房注射隆胸术	三级手术
261	85.8900x005	乳晕再造术	三级手术
262	85.8702	乳头重建术	三级手术
263	85.8701	乳头成形术	三级手术
264	85.8901	乳晕缩小术	三级手术
265	85.8600	乳头移位术	三级手术
266	85.5500x001	单侧乳房自体脂肪颗粒注射隆胸术	三级手术
267	85.5500x002	双侧乳房自体脂肪颗粒注射隆胸术	三级手术
268	85.9400	去除乳房植入物	三级手术
269	40.2400	腹股沟淋巴结切除术	三级手术
270	86.8305	腹壁整形术	三级手术
271	86.8900x010	脐整形术	三级手术
272	54.3x04	脐切除术	三级手术

续　表

序号	国家临床版3.0编码	手术名称	分级
273	53.4902	脐重建术	三级手术
		（3）四肢部位：	
274	86.6100	手的全层皮肤移植	三级手术
275	86.6200	手的其他皮肤移植	三级手术
276	84.1100	趾截断术**	三级手术
277	84.0201	拇指截断术**	三级手术
278	84.0103	掌指关节离断术**	三级手术
279	84.3x00	截断残端的修复术	三级手术
280	38.8901	下肢静脉结扎术	三级手术
281	38.5900x003	大隐静脉主干激光闭合术	三级手术
282	38.6901	下肢静脉病损切除术	三级手术
283	38.5900x005	下肢静脉剥脱术	三级手术
284	38.5900x009	下肢静脉曲张刨吸术（TriVex系统）	三级手术
285	86.7400x035	腓动脉穿支腓骨皮瓣游离移植修复	三级手术
286	86.7400x036	带血管化腓骨肌皮瓣移植术	三级手术
287	86.7400x037	腓骨肌皮瓣移植术	三级手术

序号	国家临床版3.0编码	手术名称	分级
		（4）阴部：	
288	70.7600	处女膜缝合术	三级手术
289	71.7903	会阴成形术	三级手术
290	71.4x04	阴蒂成形术	三级手术
291	71.6200x002	外阴单纯切除术	三级手术
292	64.3x01	阴茎部分切除术	三级手术
293	64.4900	阴茎其他修补术	三级手术
294	61.4903	阴囊再造术	三级手术
295	58.3906	尿道口病损切除术	三级手术
296	49.6x00	肛门切除术	三级手术
297	49.7903	肛门成形术	三级手术
		（5）其他：	
298	86.2102	藏毛窦切除术	三级手术
299	40.2910	淋巴管瘤切除术	三级手术
300	40.9x02	周围淋巴管结扎术	三级手术
301	86.3x16	瘢痕单纯切除，Z字改形修复术	三级手术
302	86.6500	异种移植物至皮肤	三级手术
303	86.6702	人工皮肤移植术	三级手术

续　表

序号	国家临床版3.0编码	手术名称	分级
304	86.8701	自体脂肪移植术	三级手术
305	86.9000	为移植或库存的脂肪抽吸	三级手术
306	86.9000x001	脂肪抽吸术（用于脂肪移植）	三级手术
307	86.2400x001	皮肤病损显微外科手术（Mohs手术）（切除范围＜1%体表面积且不累及重要器官）	三级手术
308	86.7100	带蒂皮瓣或皮瓣移植物的切割术和修补术	三级手术
309	86.7100x009	皮瓣预制术	三级手术
310	86.7101	带蒂皮瓣断蒂术	三级手术
311	86.7103	带蒂皮瓣延迟术	三级手术
312	86.7105	带蒂皮瓣制备术	三级手术
313	86.7500x001	带蒂皮瓣修整术	三级手术
314	86.7500x010	带蒂皮瓣去脂术	三级手术
315	86.7200	带蒂皮瓣移植物迁徙术	三级手术
316	86.7200x001	带蒂皮瓣迁徙术	三级手术
317	86.7400	其他部位的带蒂皮瓣或皮瓣移植物附着术	三级手术
318	86.7400x026	带蒂皮瓣移植术	三级手术

序号	国家临床版3.0编码	手术名称	分级
319	86.7400x031	筋膜皮瓣移植术	三级手术
320	86.7000	带蒂皮瓣或皮瓣移植术	三级手术
321	86.7403	双带蒂皮瓣移植术	三级手术
322		白癜风细胞悬液移植术*	三级手术
323		体外细胞培养皮肤细胞移植术*	三级手术
324		白癜风自体组织工程皮肤移植术*	三级手术
		（1）头面颈部：	
325	86.8200x007	内镜下额皮肤悬吊术	四级手术
326	86.8200x008	内镜下颊皮肤悬吊术	四级手术
327	86.8200x009	内镜下颈皮肤悬吊术	四级手术
328	86.8200x010	内镜下颞皮肤悬吊术	四级手术
329	86.8200x011	内镜下面部皮肤提升术	四级手术
330	86.8202	多层除皱术	四级手术
331	08.6100x004	游离皮瓣移植眼睑重建术	四级手术
332	08.6400	用结膜睑板移植片的眼睑重建术	四级手术
333	08.7300x001	眼睑全层伴睑缘重建术	四级手术

续　表

序号	国家临床版3.0编码	手术名称	分级
334	08.7400x001	眼睑全层重建术	四级手术
335	08.6200	用黏膜瓣或移植物的眼睑重建术	四级手术
336	18.7100x002	耳廓重建术	四级手术
337	18.7900x009	耳游离皮瓣移植术	四级手术
338	21.8301	额部皮瓣鼻重建术	四级手术
339	21.8302	前臂皮瓣鼻重建术	四级手术
		（2）躯干：	
340	40.5100	腋下淋巴结根治性切除术	四级手术
341	40.5400	根治性腹股沟清扫术	四级手术
342	40.5400x001	腹股沟淋巴结清扫术	四级手术
		（3）阴部：	
343	70.6200x002	阴道成形术	四级手术
344	71.5x00	根治性外阴切除术	四级手术
345	71.5x00x003	外阴根治性局部扩大切除术	四级手术
346	71.5x00x001	外阴广泛性切除术	四级手术
		（4）其他	
347	86.7504	复杂性皮瓣、肌皮瓣、超薄皮瓣修复术	四级手术

序号	国家临床版3.0编码	手术名称	分级
348	86.7400x034	肌皮瓣游离移植术	四级手术
349	86.7300x004	手游离皮瓣移植术	四级手术
350	86.700x0013	游离皮瓣移植术	四级手术
351	86.7400x039	二级串联游离植皮术	四级手术
352	86.2400x001	皮肤病损显微描记外科手术（Mohs手术）[切除范围≥1%体表面积或者超过一侧面部1/3面积并累及重要神经（面神经）、血管和/或器官（眼及眼周、鼻）和/或导致容貌明显改变的]	四级手术
353	40.5000	淋巴结根治性切除术	四级手术
354		大面积白癜风磨削及表皮移植术（≥8%体表面积）*	四级手术
355		大面积HPV皮损切削术（≥8%体表面积）*	四级手术
356		慢性难愈性创面修复术（≥8%体表面积）*	四级手术
357		体表巨大肿瘤切除及修复术（≥8%体表面积）*	四级手术

注：*表示尚未赋码，但已在皮肤外科广泛应用公认有效的术式。**表示为致残手术，术前需经医务部门审批同意。

第三部分
皮肤科手术及操作项目分级

本共识依据《手术操作分类代码国家临床版3.0》手术的名称，充分征求专家意见，将皮肤手术按其难易程度、风险大小分为四级，微创治疗暂不分级。这里将第二部分的手术（操作）名称单独列出，以便于查阅。

1. 皮肤科手术及操作项目分级原则

根据2022年12月6日国家卫健委印发《医疗机构手术分级管理办法》的规定，医疗机构应根据手术级别、专业特点、术者专业技术岗位和手术技术临床应用能力及培训情况综合评估后授予术者相应的手术权限。因此，以上不同职称级别医师胜任的手术级别仅供参考。

一级：操作过程不复杂、技术难度不大、风险不大的各种皮肤外科治疗项目。住院医师（含住院医师规范化培训阶段、临床型研究生阶段）可操作。

二级：操作过程较复杂，技术有一定难度，有一定风险的各种皮肤外科治疗项目。操作者具有相当于主治医师技术水平，并经过专门皮肤外科培训并通过考核。

三级：操作过程复杂，技术难度比较大，风险比较大的皮肤外科治疗项目。操作者具有相当于高年资主治医师技术水平和二级操作资质，并且需从事皮肤外科工作5年以上时间。

四级：操作复杂，技术难度与风险均很大的皮肤外科治疗项目。操作者具有相当于副高以上职称的技术水平及具有从事三级操作 3 年以上的经历。

2．微创治疗项目

皮肤病损冷冻治疗

微波治疗

皮肤病损微波治疗

皮肤化学外科治疗

皮肤病损激光治疗

皮肤病损电灼治疗

阴囊病损电灼术

光动力治疗 *

皮肤恶性肿瘤光动力治疗 *

皮肤恶性肿瘤边界光动力辅助诊断 *

瘢痕内注射治疗 *

皮损内注射 *

血管瘤平阳霉素注射

血管瘤硬化剂注射

类固醇注射

淋巴管瘤注射术

肉毒毒素注射

成分血细胞输注

小针刀及其他微创的物理治疗 *

玻尿酸注射

颞部充填术（透明质酸钠注射）

3．皮肤科手术项目及分级

（1）一级手术

1）头面部：

头皮缝合术

非切开头皮异物去除（治疗）

帽状腱膜下血肿穿刺吸引术（治疗）

眼睑活组织检查

眼睑病损破坏术

眼睑切开引流术

外耳活组织检查

耳廓皮肤和皮下坏死组织切除清创术

耳前切开引流术

耳廓切开引流术

耳后切开引流术

耳垂造孔

2）阴部：

阴茎活组织检查

阴囊活组织检查

外阴活组织检查

3）其他：

皮肤缝合术

皮肤和皮下组织的活组织检查

创面封闭式负压引流术

皮肤和皮下组织抽吸术

皮肤和皮下组织切开减压术

皮肤和皮下组织切开探查术

皮肤和皮下组织切开引流术

皮肤和皮下组织非切除性清创

皮肤伤口切除性清创术

皮肤和皮下组织异物切开取出术

皮片取皮术

环钻治疗 *

环钻皮肤活检术 *

（2）二级手术

1）头面颈部：

面部清创美容缝合术 *

毛发种植术

毛囊种植术

毛发移植

头皮再植术

头皮扩张器植入术

面部病损切除术

面部吸脂术

颌面局部皮瓣转移术

眉部病损切除术

眉修补术

重建眉修整术

去除眼睑病损

眼睑粘连松解术

眼睑病损切除术

内眦赘皮修补术

外眦皱纹切除术

上眼睑皱纹切除术

下眼睑皱纹切除术

眼袋切除术

睑板腺切除术

外耳病损切除术

耳前窦道切除术

耳前瘘管切除术

耳前病损切除术

耳后病损切除术

耳廓部分切除术

副耳切除术

鼻部皮肤病损切除术

小口开大术

鼻植入物取出术

唇外翻矫正术

唇瘢痕松解术

唇病损切除术

唇切开异物去除术

颈淋巴结活组织检查

2）乳房、躯干：

中厚皮片移植至乳房

全层皮片移植至乳房

乳房切开引流术

乳房病损切除术

乳头切除术

副乳房切除术

腰部吸脂术

背部吸脂术

腹部吸脂术

臀部吸脂术

躯干部植皮术

躯干皮肤病损根治性切除术

躯干皮肤扩张器植入术

锁骨上淋巴结活组织检查

腋窝淋巴结活组织检查

腹股沟淋巴结活组织检查

腹股沟皮瓣转移术

汗腺病损切除术

腋下汗腺切除术

3）四肢：

上肢吸脂术

下肢吸脂术

肢体皮肤病损根治切除术

肢体皮肤扩张器植入术

上肢植皮术

下肢植皮术

手带蒂皮瓣移植术

邻指皮瓣术

鱼际皮瓣术

指蹼成形术

并指（趾）矫正术

多余趾切除术

多余指切除术

指（趾）甲、甲床或甲褶去除术

指（趾）甲、指（趾）甲床或指（趾）甲褶清创术

甲床清创术

甲床去除术

甲根部分去除术

甲褶去除术

拔甲术

甲沟重建术 *

嵌甲挂线治疗 *

嵌甲置管术 *

周围神经探查术

肌皮神经探查术

尺神经探查术

桡神经探查术

上肢动脉探查术

下肢动脉探查术

下肢静脉探查术

4）阴部：

肛周病损切除术

肛门病损切除术

阴囊病损切除术

阴茎病损切除术

会阴病损切除术

外阴病损切除术

包皮环切术

包皮粘连分离术

阴囊切除术

阴囊部分切除术

处女膜切除术

处女膜切开术

前庭大腺囊肿抽吸术

前庭大腺脓肿切开引流术

外阴和会阴的其他切开术

外阴血肿清除术

5）其他：

皮肤病损切除术

皮肤色素痣切除术

供体皮肤切除术

腱鞘囊肿切除术

血管球瘤切除术

皮肤及皮下血管瘤切除术

皮肤瘢痕松解术

皮肤瘢痕切除术

磨皮术

皮瓣转移术

瘢痕单纯切除，Z 字改形修复术

皮肤 V-Y 缝合术

带蒂皮瓣断蒂术

皮瓣修整术

脱细胞异体真皮植皮术

同种皮片移植术

游离皮肤移植

前哨淋巴结活组织检查

淋巴结构的其他诊断性操作

腔镜下皮下组织病损切除术

内镜淋巴结活组织检查

扩张皮瓣转移术

皮管成形术

皮下蒂皮瓣移植术

岛状皮瓣移植术

岛状皮瓣转移术

游离脂肪瓣移植术

前徙皮瓣移植术

滑动皮瓣移植术

旋转皮瓣移植术

管状皮瓣移植术

邻近皮瓣修复术

皮瓣探查术

皮瓣清创术

皮瓣去脂术

皮瓣修整术

吸脂术

皮肤扩张器植入术

皮肤组织扩张器取出术

皮肤扩张器调整术

瘢痕疙瘩核切除术 *

瘢痕及瘢痕疙瘩环钻术 *

酒渣鼻切削术 *

（3）三级手术

1）头面颈部：

头、面、颈皮肤病损根治切除术

头面颈全厚皮片移植术

面部松弛修补术

面肌悬吊术

额肌悬吊术

颊肌悬吊术

颈肌悬吊术

颞肌悬吊术

颊部皱纹切除术

面部提升术

骨膜下面部除皱术

颞部脂肪移植充填术

头皮移植法眉再造术

带蒂头皮瓣眉再造术

眉重建术

睫毛重建术

眉部瘢痕切除术

眼睑瘢痕切除术

眼睑病损全层切除术

眼睑较大的病损切除术，全层

眼睑较大的病损切除术，板层

上睑下垂修补术，用其他方法

上睑下垂修补术，用额肌法伴缝合术

上睑下垂矫正过度复位术

眼睑其他手术

重睑术

睑内翻或睑外翻的修补术伴睑重建术

睑内翻矫正术

睑外翻矫正术

睑裂增大术

外耳病损根治性切除术

耳廓切除术

耳垂畸形矫正术

耳廓植皮术

鼻唇沟成形术

其他鼻成形术

鼻尖成形术

前鼻孔成形术

鼻小柱成形术

鼻翼成形术

隆鼻伴耳廓软骨移植术

隆鼻伴自体脂肪移植术

肋骨移植隆鼻术

硅胶支架植入隆鼻术

隆鼻伴人工假体植入术

再造鼻修整术

单纯鞍鼻矫治术（隆鼻术）

厚唇成形术

交叉唇瓣转移术

唇和口的全层皮肤移植

唇全厚植皮术

唇中厚植皮术

唇缺损修复术

颊肌黏膜瓣移植术

唇黏膜瓣移植术

唇和口的带蒂皮瓣或皮瓣移植术

唇皮瓣移植术

口腔黏膜瓣移植术

口腔黏膜游离移植术

巨口矫形术

隆颏术

颈部皮肤部分切除整形术

全颜面皮肤磨削术*

2）乳房及躯干：

双侧缩小性乳房成形术

带蒂皮瓣移植至乳房

乳房悬吊术

双侧乳房注射隆胸术

乳晕再造术

乳头重建术

乳头成形术

乳晕缩小术

乳头移位术

单侧乳房自体脂肪颗粒注射隆胸术

双侧乳房自体脂肪颗粒注射隆胸术

去除乳房植入物

腹股沟淋巴结切除术

腹壁整形术

脐整形术

脐切除术

脐重建术

3）四肢部位：

手的全层皮肤移植

手的其他皮肤移植

趾截断术

拇指截断术

掌指关节离断术

截断残端的修复术

下肢静脉结扎术

大隐静脉主干激光闭合术

下肢静脉病损切除术

下肢静脉剥脱术

下肢静脉曲张刨吸术（TriVex 系统）

腓动脉穿支腓骨皮瓣游离移植修复

带血管化腓骨肌皮瓣移植术

腓骨肌皮瓣移植术

4）阴部：

处女膜缝合术

会阴成形术

阴蒂成形术

外阴单纯切除术

阴茎部分切除术

阴茎其他修补术

阴囊再造术

尿道口病损切除术

肛门切除术

肛门成形术

5）其他：

藏毛窦切除术

淋巴管瘤切除术

周围淋巴管结扎术

瘢痕单纯切除，Z字改形修复术

异种移植物至皮肤

人工皮肤移植术

自体脂肪移植术

为移植或库存的脂肪抽吸

脂肪抽吸术（用于脂肪移植）

皮肤病损显微外科手术［Mohs手术（切除范围＜1%体表面积且不累及重要器官）］

带蒂皮瓣或皮瓣移植物的切割术和修补术

皮瓣预制术

带蒂皮瓣断蒂术

带蒂皮瓣延迟术

带蒂皮瓣制备术

带蒂皮瓣修整术

带蒂皮瓣去脂术

带蒂皮瓣移植物迁徙术

带蒂皮瓣迁徙术

其他部位的带蒂皮瓣或皮瓣移植物附着术

带蒂皮瓣移植术

筋膜皮瓣移植术

带蒂皮瓣或皮瓣移植术

双带蒂皮瓣移植术

白癜风细胞悬液移植术*

体外细胞培养皮肤细胞移植术*

白癜风自体组织工程皮肤移植术*

（4）四级项目

1）头面颈部：

内镜下额皮肤悬吊术

内镜下颊皮肤悬吊术

内镜下颈皮肤悬吊术

内镜下颞皮肤悬吊术

内镜下面部皮肤提升术

多层除皱术

游离皮瓣移植眼睑重建术

眼睑全层伴睑缘重建术

眼睑全层重建术

用黏膜瓣或移植物的眼睑重建术

用结膜睑板移植片的眼睑重建术

耳廓重建术

耳游离皮瓣移植术

额部皮瓣鼻重建术

前臂皮瓣鼻重建术

2）躯干：

腋下淋巴结根治性切除术

根治性腹股沟清扫术

腹股沟淋巴结清扫术

3）阴部：

阴道成形术

根治性外阴切除术

外阴根治性局部扩大切除术

外阴广泛性切除术

4）其他：

复杂性皮瓣、肌皮瓣、超薄皮瓣修复术

肌皮瓣游离移植术

手游离皮瓣移植术

游离皮瓣移植术

二级串联游离植皮术

皮肤病损显微描记外科手术［Mohs手术（切除范围≥1%体表面积或者超过一侧面部1/3面积并累及重要神经、血管和/或器官（眼及眼周、鼻）和/或导致容貌明显改变的）］

淋巴结根治性切除术

大面积白癜风磨削及表皮移植术（≥8%体表面积）*

大面积HPV皮损切削术（≥8%体表面积）*

慢性难愈性创面修复术（≥8%体表面积）*

体表巨大肿瘤切除及修复术（≥8%体表面积）*

注：*表示尚未赋码，但已在皮肤外科广泛应用公认有效的术式。其中趾截断术、拇指截断术、掌指关节离断术、阴茎部分切除术为致残手术，术前需经医务部门审批同意。

参考文献

［1］中国医师协会皮肤科分会皮肤外科亚专业委员会. 皮肤外科学科体系及规范建设专家共识［J］. 中华医学杂志，2014，94（44）：3463-3466.

［2］江苏省卫生健康委员会. 关于印发《江苏省手术分级目录（2017版）》的通知［Z］. 苏卫医政〔2017〕68号. 2017-11-13.

［3］国家卫生健康委员会，国家中医药管理局. 国家卫生健康委办公厅、

国家中医药局办公室关于启动2019年全国三级公立医院绩效考核有关工作的通知［Z］.国卫办医函〔2019〕371号.2019-04-17.

［4］国家卫生健康委员会.国家卫生健康委办公厅关于采集二级和三级公立医院2019年度绩效考核数据有关工作的通知［Z］.国卫办医函〔2020〕438号.2020-06-09.

［5］湖南省卫生健康委员会.关于印发《湖南省医疗美容项目分级管理目录》的通知［Z］.湘卫医发〔2022〕7号.2022-03-08.

［6］国家卫生健康委员会.国家卫生健康委办公厅关于印发医疗机构手术分级管理办法的通知［Z］.国卫办医政发〔2022〕18号.2022-12-06.

［7］国家卫生健康委员会.国家卫生健康委办公厅关于印发国家三级公立医院绩效考核操作手册（2023版）的通知［Z］.国卫办医政函〔2023〕49号.2023-02-27.

［8］中国医师协会.关于发布《专科医师规范化培训专科目录（2019年版）》的通知［Z］.医协函〔2019〕481号.2019-09-06.

［9］国家卫生健康委员会.国家卫生健康委办公厅关于印发医疗机构手术分级管理办法的通知［Z］.国卫办医政发〔2022〕18号.2022-12-06.

致　谢

《中国皮肤科手术与操作分级专家共识》（以下简称《共识》）的制定是我国皮肤外科医师的共同愿望，同时也是我国皮肤科学科体系日臻完善的必然成果。除参加编写制定的20余位专家外，此项工作还得到了全国数十位临床一线的皮肤科（皮肤外科）年轻医师的热情参与和大力支持。《共识》的编写制定专家名额有限，特在此向给予《共识》无私帮助、献计献策的部分年轻医师们致以衷心的感谢。排名先后按姓氏笔画为序。

王熠昕　中国医学科学院皮肤病医院皮肤外科

冯广东　江苏省无锡市第二人民医院皮肤科

布文博　中国医学科学院皮肤病医院皮肤外科

冉梦龙　北京大学第一医院皮肤科

朱定衡　南方医科大学皮肤病医院皮肤外科

齐　琳　吉林大学第二医院皮肤科

吴　卉　江苏省泰州市人民医院皮肤科

张　倩　中国医学科学院皮肤病医院皮肤外科

张国强　河北医科大学第一医院皮肤科

张润东　中国医学科学院皮肤病医院皮肤外科

姜　彬　北京大学深圳医院皮肤科

傅铮铮　南方医科大学皮肤病医院皮肤外科

　　本《共识》的制定和出版工作得到国家重点研发计划（2022YFC2504701，2022YFC2504705）皮肤恶性肿瘤精准化防治体系研究、吉林省皮肤肿瘤大数据平台（20220505005ZP）和大数据下皮肤黑色素瘤规范数据集的基础研究（YDZJ202301ZYTS535）吉林省自然科学基金的资助，在此一并致谢。

编　者

2023年10月30日